AF346331

DE LA

PÉRICARDIOLYSE

Dans certaines affections cardiaques

ou de la

THORACECTOMIE PRÉPÉRICARDIQUE [1].

Par le D^r

Henri DELAGÉNIÈRE (Le Mans),

Membre Correspondant national de l'Académie de Médecine.

I

Par Péricardiolyse j'entends une opération, qui a pour but de libérer le péricarde dans toute sa région antérieure. Pour réaliser cette intervention, il faut réséquer de la paroi thoracique antérieure, toute la portion qui correspond à la projection du péricarde sur cette paroi antérieure, de sorte que la face antérieure du cœur se trouve complètement libérée avec le péricarde adhérent ou non.

On conçoit que, s'il existe des adhérences entre le cœur et le péricarde, celles-ci n'ont plus guère d'influence sur les contractions cardiaques qui peuvent reprendre en partie leur rhythme et leur ampleur. En effet, les parties adhérentes du péricarde sont désormais solidaires des contractions du muscle cardiaque, absolument comme une selle se trouve solidarisée avec le dos du cheval. D'autre part, s'il existe des lésions valvulaires, le cœur libéré en triomphera plus facilement.

Il ne s'agit donc pas ici d'une de ces thoracectomies précordiales, ou cardiolyses, qui consistent à réséquer simplement de 6 à 9 centim., des 3e, 4e 5e côtes, et qui, dans les cas de symphyses péricardiques, ne peuvent avoir d'action efficace que sur la région ventriculaire du cœur ; mais d'une libération aussi étendue que possible du péricarde pouvant agir ainsi sur les oreillettes et sur les vaisseaux de la base du cœur.

(1) Communication faite à l'*Académie de Médecine de Paris*, le 3 juin 1913.

II

Avant de rapporter l'observation de la malade qui est le point de départ de ce travail, il ne sera peut-être pas superflu de jeter un coup d'œil sur la question des Thoracectomies précordiales

Toutes les opérations, qui ont été pratiquées jusqu'ici, s'adressaient à des cas de symphyses cardiaques, sauf erreurs de diagnostic dans certains cas sur lesquels je reviendrai plus loin.

L'idée première de libérer le cœur de ses adhérences est due à E. Weil (de Lyon) (1). Delorme conçut ensuite l'opération à laquelle il donna le nom de *Cardiolyse*, et qui consistait dans l'ouverture du péricarde et la section ou détachement des adhérences Cette véritable cardiolyse n'a pas encore été exécutée sur le vivant ; mais sa conception a été acceptée par Terrier (2).

La question en était toujours au même point, quatre ans plus tard, quand Brauer eut l'idée de soulager le cœur dans les cas de symphyses cardiaques en mobilisant la paroi thoracique (3) Il ne s'agissait plus à proprement parler d'une cardiolyse ; mais en libérant le péricarde on libérait le cœur. On faisait en somme une para-cardiolyse.

Les trois malades opérés sur les indications de Brauer, par Simon et par Petersen, retirèrent un grand bénéfice de l'intervention. Trois autres cas heureux de Bernhardt et de Von Beck vinrent encore contribuer à faire accepter l'opération.

Les observations dès lors se multiplient : cas de Umber, cas de Lindner, cas de Kuttner. Tous ces auteurs attachent la plus grande importance à faire suivre la résection costale de l'excision du périoste des côtes enlevées, afin d'éviter la récidive par la reproduction osseuse des côtes.

Mais bientôt, en 1907, Kœnig rapporte le résultat d'une autopsie d'un malade mort deux ans après l'opération, et chez lequel la reproduction osseuse ne s'était pas faite. D'après lui, cet accident n'est pas à craindre, car les néoformations costales ne se font que dans des milieux infectés : ce qui n'est pas le cas quand on pratique une cardiolyse. On peut donc, d'après lui, se contenter d'une résection sous-périostique et respecter le périoste postérieur qui double la plèvre et le péricarde.

(1) E. Weill. — *Traité des maladies du cœur chez les enfants*, 1895
(2) Delorme — *Sur un traitement chirurgical de la symphyse du péricarde.* Bull et Mém Soc Chir. Paris, XX, p. 918. — Terrier — d°, p. 920.
(3) Voir les *Revues Générales*-de R Leriche et G. Cotte, in *Lyon méd*, 1909, p. 612-744. Roux — Berger ; in *Sem. Med* 1910, p 423-426: Lecène, in *Arch. Mal. du Cœur*, Paris, 1910, p. 673-683.

Blauel (1) vient bientôt confirmer l'exactitude de cette opinion, en rapportant trois nouveaux cas, dans lesquels la simple résection costale classique, en conservant le périoste postérieur, avait laissé dans la suite une paroi absolument souple, et dans laquelle on ne trouvait aucune reproduction osseuse.

Ce point, une fois admis, la technique consista désormais pour tous les chirurgiens à enlever une portion plus ou moins longue des 3ᵉ, 4° et 5ᵉ côtes dans leur rapport avec le péricarde. Quelques-uns (Lejars) ont enlevé aussi une portion de la 6ᵉ côte. Un seul, Thornburn, (de Man-,chester) (2), a réséqué transversalement une partie du sternum. Voici le résumé de l'opération, telle qu'elle fut pratiquée le 30 mars 1905.

On mène une incision curviligne à convexité regardant à gauche, et dont la base répond au bord droit du sternum. On sectionne transversalement le sternum à la scie de Gigli, d'abord à 2 cent. 1/2 au-dessus de la ligne mamelonnaire, puis à la même distance au-dessous de cette même ligne, puis on coupe les cartilages quatrième et cinquième au bord droit du sternum, et enfin les cartilages correspondants à gauche au niveau de l'articulation chondro-costale La portion osseuse enlevée, ne mesure que 5 cent. en hauteur, et ne peut libérer les vaisseaux de la base du cœur. Malgré cela, le résultat de cette opération a été satisfaisant; et, quatre ans plus tard, il se maintenait bon.

La question de la technique et des indications, semble désormais étudiée mais, à mesure que les faits opératoires deviennent plus nombreux (3), les résultats définitifs prennent la première place. On compte les insuccès ; on les étudie, afin de permettre de préciser les indications

Au point de vue des résultats immédiats, l'opération n'est pas grave. Cependant, sur trente-huit observations que j'ai relevées, il y a eu une mort douze heures après l'opération, par affaiblissement progressif du cœur (Cas de Schlayer).

(1) BLAUEL. — *Zur Tech der Cardiolysis. Cent. fur. Chir.* 1907, p 976.
(2) THORNBURN, (de Manchester).— *Brit. Med. Journ.*, 1910, p. 10-15.
(3) VON JAGIC. — *Sem Méd ,* 1909, p 540.
DELBET et HIRTZ. — *Med. Mod ,* 1910, XXI, p. 307, et in Th. de JACQ, Paris. 1910-11, nᵒ 293, et *Rev. Ther Med -Chir ,* 1911, p. 289.
LEURET. — *Paris Chir.,* 1910, p 914-918.
BEWLEY. — *Brit Med. Jour ,* 1910, p. 914-915, et réflexions par MORISON in *Brit. Med. Jour.,* 1910, p. 1023
SUTHERLAND — *Brit. Med Jour.* 1910, p. 2029.
SCHLAYER. — *Munch. Med. Wchnschr.,* 1910, Nᵒˢ 14-15, p. 729-932 et 798-801.
SIMON (M. R.). — *Brit. Med Jour* 1912, p. 1649-1651.
DUNN et SOMMERS. — *Am. Jour ,Med. Sc.,* Phila. 1912, p 74-82.
MEYER. — *Ann. Surg.,* Phila, 1912, p. 326.
CURTILLET et PELISSIER — *Lyon Chir.,* 1911, V. 462.
LUNDMARK. — *Nord Med. Arkw,* 3 avril, 1911.

Sur les trente-sept autres cas, il faut compter trente et un bons résultats, dont quelques-uns ont été assez suivis pour qu'on puisse avoir une opinion sur la valeur définitive l'intervention. Il reste donc six cas d'insuccès.

Dans trois de ces cas, il y avait concomitance de lésions valvulaires. Celui de Lenhartz présentait une insuffisance mitrale et ne fut pas amélioré. Celui de Soyésima avait, en même temps qu'une symphyse péricardique, des lésions valvulaires, de l'œdème, de l'ascite, de l'hypertrophie du foie et de la rate, de telle sorte qu'après sa cardiolyse le malade dut subir la décortication du rein droit ; l'abouchement successif des deux saphènes dans le péritoine ; une splénopexie; une tentative de fistule d'Eck ; et enfin une hépatopexie à la suite de laquelle il mourut deux mois après sa cardiolyse. Enfin le malade de Bewley et Morison mourut trois mois après l'opération, et portait une double lésion mitrale avec péricardite, que Morison attribue à la reformation de l'os.

Les trois derniers cas sont dus à Poynton et Lejars. Celui de Poynton et Trotter, mal défini au point de vue du diagnostic, ne fut aucunement amélioré. Il en est de même pour les deux opérés de Lejars. Chez eux le diagnostic de symphyse cardiaque était incertain et les lésions valvulaires très probables.

En somme, avec une symptomatologie à peu près semblable, tous les cas où il existait des lésions valvulaires, avec ou sans adhérences péricardiques, ne furent pas améliorés par l'opération; soit que les changements consécutifs à l'intervention dans la statique du cœur ne peuvent avoir aucune influence sur le fonctionnement des valvules ; soit simplement parce que l'opération pratiquée était insuffisante et ne pouvait pas modifier suffisamment les conditions de fonctionnement de l'organe.

Il devenait au moins logique de tenter une intervention plus complète, si un cas douteux au point de vue du diagnostic se présentait. C'est dans ces conditions que j'ai opéré la malade dont je rapporte ci-après l'histoire.

Les troubles circulatoires, très importants, étaient difficiles à interpréter. Lésions valvulaires probables; synéchies péricardiques possibles; en somme rien de fixe. Je me proposais donc, dans ce cas complexe, d'agir sur l'ensemble du cœur et du péricarde tout entier, et pour cela d'enlever de la paroi thoracique antérieure toute la portion qui répondait à la projection du péricarde sur cette paroi.

OBSERVATION.

Affection cardiaque avec troubles circulatoire grave. — Pericar-
diolyse. Guérison (1).

La nommée V.-. Céleste, âgée de 28 ans, domestique au Mans entra
à l'hôpital, salle Dupuytren, n° 14, le 23 mars 1911.

Antécédents. — Rien à signaler au point de vue héréditaire. Sa mère
est morte à 72 ans, son père vit encore et a 79 ans. Elle est la douzième
de treize enfants, la plupart bien portants, et chez lesquels on ne trouve
aucun antécédent cardiaque.

Rien à signaler pendant sa première enfance, pendant laquelle elle
n'a eu aucune maladie. Elle reste dans sa famille jusqu'à 17 ans et jusque là n'a jamais souffert que des maux de tête assez frequents.
Cependant. elle a remarqué que depuis l'âge de 12 ans tout travail
pénible la fatigue rapidement, elle s'essouffle vite et ne peut courir
avec les autres enfants.

Réglée à 17 ans, sa menstruation est très irrégulière, elle a souvent
des retards de trois et quatre mois et c'est surtout pendant ce temps
qu'elle souffre de ses maux de tête. Elle a même assez souvent des vertiges à ce moment.

Mariée à 24 ans, elle a deux fausses couches à deux ans d'intervalle
et d'après ce qu'elle rapporte elle aurait eu des phlébites des membres
inférieurs après chacune d'elles. Mais elle n'a jamais eu à ce moment
ni palpitations, ni dyspnée, ni douleurs précordiales, ni fièvre. Ces
fausses couches lui ont laissé une métrite légère.

Commémoratifs. — Depuis sa dernière fausse couche elle se porte
mal, est anémique, maigrit de 15 kilogrammes en 18 mois. Les maux
de tête sont fréquents ainsi que des vertiges qui l'obligent à s'asseoir
pour ne pas tomber. C'est alors vers la fin de 1908 qu'elle ressent
quelques palpitations. une lassitude générale, des douleurs violentes
dans les jambes quand elle reste debout. Vers février 1909, elle s'aper-
çoit que ses pieds sont enflés le soir. Cet œdème disparaît le lendemain
matin. Tous ces symptômes disparaissent par le repos au lit. Mais
bientôt le travail devient très penible pour elle, surtout à cause des
vertiges qui sont de plus en plus fréquents. Enfin, elle a souvent des
vomissements.

Elle entre alors (mai 1909), à l'hôpital du Mans, en médecine. dans le
service du Dr Hervé. On lui prescrit des douches tièdes, mais ce traitement doit être abandonné, car il cause à la malade de violentes douleurs thoraciques, des palpitations et de l'essoufflement. On constate la

(1) Rédigée d'après des notes dues à l'obligeence de M. Fronteau, interne du
service.

présence d'albumine dans l'urine (2 gr. 50). On la met au régime lacté
Pendant son séjour à l'hôpital elle fait une légère bronchite et a une
attaque de rhumatisme mono articulaire (poignet droit). Elle sort de
l'hôpital en mars 1910.

Malgré son état de faiblesse, elle se place comme domestique, mais
au bout de trois semaines elle doit abandonner son travail en raison de
nouveaux accidents. Subitement, dans la station debout, ses jambes
enflent, se cyanosent, deviennent douloureuses. Ces accidents disparaissent dès que la malade se couche. Elle consulte alors le Dᴵ Hervé qui,
pensant à l'existence de varices profondes, fait entrer la malade dans le
service.

État actuel. — La malade est grabataire. Elle ne peut marcher, ni se
tenir debout ni travailler. Elle souffre entre les deux épaules, dans le côté
gauche et vers l'aisselle du même côté. Dès qu'elle se lève, elle a des vertiges, des maux de tête et ses jambes se cyanosent comme cela a été noté
plus haut. Pas de température.

Habituellement, la malade se couche dans le décubitus dorsal et
latéral gauche, ses pommettes sont colorées en rose foncé, les lèvres
ont une coloration à peu près normale, mais elles sont parfois lége-
rement bleuâtres. Les jambes ne sont pas œdématiées; mais quand la
malade se lève elles deviennent tout à coup cyanosées. Pas de varices,
pas de ganglions inguinaux ou iliaques.

Rien aux poumons, cependant la malade est légèrement enrhumée,
elle tousse et crache, elle a seize respirations par minute.

Actuellement, pas de traces d'albumine dans les urines.

Appétit bon, pas de constipation, le foie descend à un travers de
doigt au-dessous des fausses côtes, pas de pouls hépatique.

Rien à noter du côté du système nerveux, reflexes normaux, sensibi-
lité et motilité normales.

Appareil circulatoire. Pouls. — Le pouls est fort, bien frappé,
ample, régulier et égal. Il est plein et non dépressible, pas rapide. Pas
de thrill. pas de dicrotisme, pas de pouls capillaire, pas de danse des
artères.

A la jugulaire, on constate la présence d'un *pouls veineux vrai,
nettement systolique.*

Cœur. — A l'inspection, pas de voussure de la région précordiale. Le
choc de la pointe n'est pas visible ; pas de mouvement de roulis, pas de
dépression costale en rapport avec le rythme du cœur.

A la palpation, lors de certains examens, on constate un frémissement cataire léger. La pointe bat dans le cinquième espace, au niveau
de la ligne mamelonnaire. Le choc de la pointe, nettement perceptible·

n'est cependant pas éxagéré, il concorde parfaitement avec le battement de la radiale.

La percussion est légèrement douloureuse mais elle ne révèle aucune hypertrophie.

L'auscultation permet de constater :

1º A la pointe : Le premier bruit est affaibli. Il existe un léger souffle systolique qui fait défaut à certains examens. Parfois rythme fœtal.

2º A l'orifice aortique : Premier bruit clangoreux, second bruit assez effacé.

3º A l'orifice pulmonaire : Premier bruit bien frappé, deuxième effacé.

4º A l'orifice tricuspidien : Premier bruit voilé par un souffle léger, doux, à peine perceptible, au point d'être parfois recherché en vain, mais au contraire parfaitement net à certains examens. Ce souffle est systolique mais sans propagation bien déterminée.

Diagnostic. — Difficile à préciser ; on s'en tient a celui d'affection cardiaque avec des troubles circulatoires extrêmement marqués des membres inférieure. Néanmoins, la cyanose des membres inférieurs, le pouls veineux vrai me font admettre plutot une lésion du cœur droit et je me propose de liberer le cœur de toute compression en pratiquant une large pericardiolyse, destinée a libérer completement le cœur et à favoriser la circulation intracardiaque.

OPÉRATION, le 10 mai 1911. — La malade est anesthésiée au chloro- forme. La peau est nettoyée a l'alcool ; puis je trace a la teinture d'iode une ligne répondant exactement a la projection du péricarde sur le thorax. C'est cette portion du thorax que je me propose d'enlever. afin d'amener le maximum de decompression du cœur.

L'incision que je mène d'emblée, jusque sur le squelette, part en haut et a gauche de la première articulation chondro-sternale et va joindre la deuxieme articulation chondro-sternale droite, en passant obliquement au-devant du sternum. De la, elle descend en décrivant une legère courbe concave en dedans pour joindre l'extrémite droite d'une ligne horizontale passant par la base de l'apophyse xiphoide et dépassant le sternum de 2 centimètres à droite et de 7 centimètres à gauche Elle passe ensuite par cette dernière ligne elle-même et s'arrête a son extrémité gauche taillant ainsi un large lambeau que je rejette à gauche, de sorte que tout l'espace péricardique se trouve dénude.

' Je pratique alors en plein sternum, à la partie inférieure, un trou, avec une grosse fraise, puis, avec des pinces coudees, je sectionne suc- cessivement, en suivant rigoureusement la ligne de mon incision, d'abord le sternum transversalement, puis les cartilages et les côtes gauches, enfin, le sternum en haut, puis, en redescendant, les fausses côtes droites. A ce moment, je blesse l'artère mammaire interne droite ; mais je la saisis sous le plastron. Le plastron est soulevé et détaché par quelques coups de rugine de la face antérieure du péricarde et des plèvres (*Fig*. 4).

Lorsque le plastron sterno-costal est détaché, le cœur bondit avec une force très grande dans le champ opératoire ; de plus il se coude à chaque systole en haut, près de la fourchette sternale : ce qui cause des accidents asphyxiques chez la malade. Pour faire cesser ces accidents je dois pratiquer une recoupe de la fourchette sternale de trois centimètres environ. A ce moment le cœur semble se contracter avec moins de peine et la respiration de la malade redevient meilleure.

L'hémostase est rapidement faite, puis le lambeau rabattu et suture.

Suites opératoires. — Le soir, malalade est gênée pour respirer ; le moindre mouvement lui donne de l'anxiété ; le pouls est rapide, presque incomptable, la température à 38°.

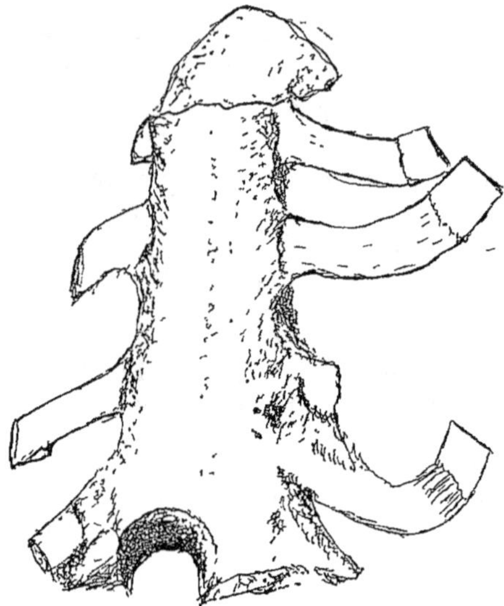

Fig. 1. — Schema, demi-grandeur nature, de la pièce enlevée et dessechée

11 mai, 37°5 le matin et 38°2 le soir, le pouls est à plus de 120°, la respiration à 36°. Le soir, légère hematurie.

12, 13, 14 mai, même état; la malade est mise à la digitale pendant 7 jours et les symptômes s'amendent régulièrement.

20 mai, hémoptysie, mais meilleur état géneral.

22 mai, seconde hémoptysie peu importante : potion de chlorure de calcium.

25 mai, premier lever, le pouls est encore rapide.

27, deuxième lever, on ne constate aucun phénomène du côté des jambes.

29 mai, sortie au grand air. Au retour, on constate un peu de cyanose des pieds, mais très limitée et ne remontant pas aux jambes.

Depuis, la malade se lève chaque jour et entre en convalescence. Celle-ci n'est interrompue que par une legère bronchite qui dure du 3 au 6 juin. Après cette date, elle va de mieux en mieux; elle respire facilement. Le choc de la pointe est vigoureux et reste rapide, le pouls, en effet, ne descend guère au-dessous de 80°. Il oscille habituellement entre et 108°. Elle quitte l'hôpital le 18 juillet.

État à la sortie — L'état général est meilleur. la malade se lève régulièrement sāns éprouver de fatigue, elle respire normalement et n'est essouflée que lorsqu'elle marche vite. Elle n'a plus du tout de cyanose des membres inférieurs. Ses fonctions digestives se font normalement.

Revue à l'hôpital le 8 août, elle annonce à la sœur son intention de se remettre en place.

Je la revois en parfait état, faisant des journées pour vivre, le 3 juillet 1912 et je la presente a la Societé de médecine du Mans, dans sa séance du 5 juillet. Sa circulation se fait alors normalement : plus de cyanose, pas d'œdème des membres inférieurs A l'inspection du thorax, la région précordiale présente une dépression assez considérable. dans laquelle on voit battre le cœur. L'organe bondit sous la main et quand on le presse on détermine chez la malade une sorte d'angoisse des plus désagréables. Aussi pour éviter la pression des vêtements elle conserve sur sa dépression un morceau d'ouate. A l'auscultation, les bruits du cœur paraissent normaux ; mais les battements artériels sont irréguliers et varient selon l'émotion de la malade entre 80 et 90.

La malade a été revue le 31 mai 1913 et examinée avec la collaboration du D'r Aubertin, médecin des hôpitaux de Paris. Elle continue son travail de femme de journée et va jusqu'à cirer des parquets. A l'inspection, on voit parfaitement les battements du cœur, qui commencent à la partie supérieure droite pour se propager dans la direction de la pointe Il n'y a pas de roulis ni de dépression costale. Cependant, à chaque inspiration, le cœur s'enfonce comme avalé dans le thorax. A la palpation on sent parfaitement la systole de la région supérieure (systole auriculaire), suivie de la systole de la région de la pointe (systole ventriculaire). En appuyant légèrement sur la région auriculaire on détermine une douleur ; et il en est de même au niveau de la région ventriculaire. Cette douleur n'est pas angineuse, ne. s'accompagne pas d'irradiations, ni dans l'épaule, ni dans le dos, et elle ne semble pas angoissante.

L'auscultation avec le stéthoscope est légèrement douloureuse ; mais l'auscultation directe ne l'est nullement.

Les bruits sont bien frappés à la base et il n'y a aucune trace d'arythmie. Au niveau de la pointe il existe un souffle systolique extrêmement léger et d'un timbre doux, ne s'accompagnant pas de frémissement cataire, se propageant un peu vers l'aisselle et ne se propageant pas, ni vers la base, ni vers le foyer tricuspidien. Le pouls bat à 78° ; il est parfaitement régulier.

Il n'y a pas trace de cyanosē, ni d'oédème des jambes. La tension artérielle est normale (14 au Sphygmo-tensiomètre de Vaquez).

IV

Les symphyses du péricarde sont toujours la conséquence d'une inflammation. Celle-ci peut avoir une origine péricardique ou extra-péricardique.

Si la symphyse est la conséquence d'une inflammation péricardique, les lésions seront limitées au péricarde, tout au moins pendant une longue période, et ne s'étendront au médiastin et à la paroi thoracique que secondairement. Mais il ne faut pas perdre de vue que toutes les causes qui engendrent de la péricardite peuvent également engendrer de l'endocardite, de telle sorte que dans toute symphyse du péricarde d'origine péricardique il peut y avoir en même temps des lésions de l'endocarde, ou en d'autres termes des lésions valvulaires.

La symphyse d'origine extra-péricardique succède habituellement à une suppuration de voisinage, par exemple à une pleurésie purulente, à une médiastinite, à une carie du sternum ou des côtes En même temps que le péricarde, le médiastin est envahi et présente les lésions de cette médiastinite spéciale sur laquelle Kussmaul et Friedreich ont insisté. Le tissu cellulaire du médiastin est le siège d'une inflammation à tendance fibro-plastique. Un travail d'adhérences s'organise autour du cœur et des vaisseaux dont le fonctionnement se trouve entravé ? Le cœur se fatigue, se dilate et ne peut suffire au surmenage qui lui est imposé.

On conçoit qu'outre ces deux grandes classes de symphyses péricardiques, il puisse s'en trouver d'autres qui, réunissant les deux origines intra et extra péricardiques, viennent constituer des faits encore plus complexes, de sorte que si la résection des trois côtes en rapport avec les ventricules du cœur pourrait suffire dans certains cas de symphyses extra-péricardiques pour libérer l'organe ; l'opération sera tout à fait insuffisante pour les symphyses intra-péricardiques pour lesquelles l'opération de Delorme pourrait peut-être être tentée ; mais pour lesquelles nous préférons la péricardiolyse puisque nous n'avons pas de moyens de nous renseigner à l'avance sur la solidité des adhérences péricardiques et que dans nombres de cas ces adhérences sont tellement étendues qu'il n'existe plus de cavité péricardique !

D'après ce qui précède, les antécédents du malade auront une grande importance pour le médecin, et mettront souvent sur la voie du diagnostic. Mais dans aucun cas, il ne faudra se contenter de ce diagnostic causal, car la division des symphyses cardiaques en deux classes n'est forcément que schématique et ne peut répondre à tous les cas. Voyons donc si d'autres données cliniques pourraient renseigner le chirurgien.

Il faut savoir d'abord qu'un certain nombre de symphyses cardiaques peuvent passer inaperçues quand elles sont bien tolérées. Dans le cas contraire, elles déterminent de la dilatation du cœur et alors présentent des signes qui les font reconnaître le plus souvent. La dyspnée est la règle, plus ou moins accentuée, mais elle augmente au moindre effort. Le malade souffre dans la région précordiale et le moindre effort augmente cette douleur, aussi la plupart des malades ne peuvent plus se livrer à aucun travail. La douleur peut être accrue par une pression directe sur la région précordiale, et souvent le nerf phrénique est douloureux à la pression au cou et au diaphragme.

La région précordiale peut être le siège d'une voussure. On peut voir le retrait de la paroi au niveau des espaces intercostaux pendant la systole et la dépression du creux épigastrique.

La palpation permet de reconnaître que le cœur est augmenté de volume, que le choc systolique est diminué d'intensité.

La percussion dénote habituellement une augmentation de la matité précordiale.

Enfin l'auscultation révèle une tendance marquée à l'embryocardie, un dédoublement des bruits du cœur et parfois des souffles aux orifices, causés le plus souvent, par une insuffisance des valvules lorsque le cœur est dilaté. Dans ces cas, on peut alors constater les signes périphériques des affections du cœur : œdèmes des membres inférieurs, hypertrophie du foie, ascite, albuminurie.

La radioscopie a rendu service dans un certain nombre de cas pour faire le diagnostic et on devra toujours y avoir recours. Les auteurs ont signalé ce fait, qu'à l'écran l'ombre cardiaque est élargie et que la pointe et les bords restent immobiles (Vaquez et Bordet).

Si en même temps que ces signes d'une péricardite adhésive, on trouve ceux d'une lésion du cœur, les symptômes perdront de leur netteté et le diagnostic deviendra très mal aisé. Ces cas seront douteux et par ce seul fait qu'il ne peuvent pas être classés parmi les lésions uniquement valvulaires n'en résulte-t-il pas qu'ils sont presque à coup sûr compliqués de lésions péricardiques et par suite justiciables d'une intervention? C'est ce que l'avenir dira et ce que je serais disposé à admettre d'autant que rien ne démontre qu'on ne puisse aussi obtenir de bons résultats par la libération complète du cœur dans les lésions valvulaires elles-mêmes.

Ce point aussi ne sera jugé que plus tard, quand des médecins, assez osés et confiants dans la chirurgie, feront opérer de ces malades.

L'observation de ma malade semblerait, à ce point de vue, très encourageante, car elle ne présentait aucun signe de pericardite adhésive et ce n'est que l'incertitude du diagnostic et seulement la probabilité d'une lésion du cœur droit qui m'ont décidé à intervenir comme je l'ai fait.

V

La symptomatologie que je viens d'esquisser ne permettra certainement pas de faire un diagnostic précis dans tous les cas, mais elle permettra bien souvent de poser au moins les indications d'une intervention chirurgicale. Je ne crois pas trop m'avancer, ni trop sortir du domaine de la chirurgie en disant qu'en clinique on peut reconnaître une *médiastino-péricardite adhésive, une péricardite chronique adhésive*, et même penser à des *affections mal définies du cœur avec ou sans lésions du péricarde*, ou certaines *affections du cœur droit*.

Or, toutes ces affections me paraissent devoir être parfois du domaine de la chirurgie.

Je formulerai donc les indications opératoires de la façon suivante.

Toutes les médiatino-péricardites adhésives doivent être traitées chirurgicalement. Ce sont elles qui ont le plus tenté les chirurgiens jusqu'à présent et c'est pour elles qu'ils ont eu les succès les plus nets et les plus probants. Ces médiatino-péricardites adhésives sont le plus souvent consécutives à une pleurésie purulente, même à une pleurésie tuberculeuse, le cœur est comme encastré dans des exsudats. Dans ces cas, la simple résection de 6 à 9 centimètres des 4e, 5e, 6e côtes à leur extrémité sternale a suffi comme intervention.

Les péricardites chroniques adhésives, consécutives à une péricardite aiguë avec ou sans lésion valvulaire paraissent ne pas avoir été améliorées par l'opération précédente. Celle-ci serait insuffisante parce qu'elle ne libère le cœur qu'incomplètement, aussi devra-t-on, pour obtenir un résultat, faire l'opération beaucoup plus large et réséquer comme je l'ai fait chez ma malade, la paroi thoracique antérieure dans toute sa partie qui répond à la projection du péricarde. Ce n'est que par ce moyen qu'on arrivera à libérer complètement le cœur et les gros vaisseaux de la base.

Cette large opération serait aussi indiquée dans les affections cardiaques mal définies avec ou sans lésions valvulaires quand il y a des phénomènes de stase comme dans les affections du cœur droit. Ma malade rentrerait dans cette catégorie de faits.

Enfin, étant donnés les résultats persistants obtenus chez ma malade, le chirurgien me paraît en droit de se demander s'il ne pourrrait pas rendre les plus grands services à ces malades classiques qui se trouvent rapidement améliorés par les séjours au lit et par la digitale et qui sont repris de leurs accidents dès qu'ils se lèvent. Ces malades sont de véritables infirmes et la vie pour eux devient à charge.

Cet aperçu permet d'assigner un bel avenir à cette opération. Sa gravité n'est pas grande, son exécution est à la portée de tous les chirurgiens. Ils devront s'entourer des conseils des médecins et des radiographes pour établir leur diagnostic, mais il n'est pas douteux qu'ils pourront rendre une santé relativement bonne à de nombreux malades qui traînent une existence misérable. Bien entendu, l'avenir seul permettra de juger les résultats définitifs de ces opérations ; de voir si ce cœur libéré peut continuer longtemps à bien fonctionner dans ces conditions nouvelles ; si les malades ne sont pas gênés par cette extériorisation du cœur surtout quand on aura pratiqué la péricardiolyse. Ma malade éprouve une sorte de gêne causée par les battements du cœur dans l'orifice créé dans la paroi thoracique antérieure. Pour y remédier, elle porte constamment une sorte de plastron de flanelle doublée d'ouate. Quant à sa circulation elle est complètement changée. Plus de stase, plus de palpitations, plus d'essouflement. Enfin, elle se déclare enchantée de son opération, et celle-ci remonte maintenant à deux ans.

<h2 style="text-align:center">VI</h2>

La technique que j'ai adoptée est la suivante. Comme je l'ai fait ressortir plus haut, il s'agit de libérer le cœur au maximum et, pour arriver à ce résultat, je me suis proposé de libérer complètement la face antérieure du cœur en réséquant toute la portion de la paroi thoracique antérieure qui répondait à la projection des limites du péricarde sur cette paroi. J'étais sûr de cette façon de supprimer complètement la résistance de la paroi thoracique dans toute la sphère des contractions cardiaques et en atteignant les limites du péricarde, de permettre à la séreuse du cœur de suivre les contractions de l'organe sans risquer de les entraver en aucune façon.

L'opération devenait alors facile à exécuter.

On sait que la face antérieure du péricarde, projetée sur la paroi antérieure du thorax, répond en bas à une ligne horizontale passant par la base de l'appendice xyphoïde et partant à deux centimètres du bord droit du sternum et se terminant à 6 ou 8 centimètres à gauche du bord gauche ; et, en haut, à une ligne partant du bord supérieur

de la deuxième articulation chondro-sternale droite et se terminant
au bord inférieur de la première articulation chondro-sternale gauche.
Enfin sur les côtés, cette face antérieure du péricarde répond à deux
lignes concaves en dedans et réunissant les deux autres.

C'est donc cette partie du squelette qu'il s'agit d'enlever.

Pour cela je taille un vaste lambeau à charnière verticale gauche.
Je trace d'abord le lambeau à la teinture d'iode. Le bistouri part donc
du bord inférieur de l'articulation chondro-sternale de la première côte
gauche. Elle se porte obliquement au devant du sternum pour aller
atteindre le bord supérieur de la deuxième articulation chondro-sternale droite, puis elle redescend en suivant le bord droit du sternum
en décrivant une courbe concave en dedans pour aller se terminer à
2 cent. du bord droit du sternum en un point qui répond à la base de
l'appendice xyphoïde ; de là enfin, elle se porte horizontalement à
gauche en passant à travers la face antérieure du sternum au niveau
de la base de l'appendice xyphoïde et s'arrêtant à 6 ou 8 cent. du bord
gauche du sternum.

Ce lambeau une fois tracé, il suffit de détacher du squelette toutes
les parties molles, de soulever le lambeau pour le rejeter à gauche
afin de mettre à découvert toute la portion du thorax qu'il s'agit d'enlever. Il faut alors bien mettre à nu les parties osseuses avec la
rugine.

Quand le sternum, les cartilages, et les côtes sont découverts, je
pratique avec une grosse fraise dans la partie inférieure du sternum
un trou qui me permet de commencer la section gril sterno-chondro-
costal avec un sécateur à pointe mousse. Cette section se poursuit
lentement et progressivement en suivant exactement la ligne de
l'incision cutanée inférieure d'abord puis la ligne du côté gauche, puis
transversalement la ligne supérieure et enfin la ligne latérale droite.

A mesure que la section osseuse s'opère, on décolle le plastron des
parties sous-jacentes. Ce décollement doit être fait avec précaution,
afin d'éviter la blessure des artères mammaires internes. J'ai blessé
celle de droite, mais j'ai pu facilement à ce moment où le plastron
était presque détaché le soulever et saisir le vaisseau.

Le détachement complet du plastron me paraît devoir être fait avec
soin. Il faut le soulever progressivement et dès qu'il est enlevé, appliquer sur le cœur qui bondit dans l'orifice créé dans le thorax une
compresse pour le contenir. En effet chez ma malade, à ce moment de
l'opération, le cœur couvert du péricarde a été absolument affolé ;
bondissant dans la plaie et venant couder les gros vaisseaux de sa

base sur la partie supérieure du sternum laissée en place, de sorte qu'une recoupe de l'os en ce point fut jugée nécessaire.

Il sera bon à ce moment de cesser l'anesthésie pendant un moment et de bien surveiller l'opéré. Du reste l'opération se trouve pour ainsi dire terminée. Il ne reste en effet, qu'à faire quelques ligatures, puis à rabattre le lambeau cutané sur la plaie, et à le suturer en place. Il n'y aurait aucun inconvénient à drainer la plaie, mais c'est je crois une précaution inutile puisqu'il s'agit d'une opération aseptique. Je n'ai pas drinaé ma malade et n'ai pas eu à le regretter.

Le pansement devra être fait avec soin. Le cœur bat violemment sous le lambeau. Il convient donc de faire un pansement assez résistant pour maintenir un peu le cœur et lui permettre de s'adapter à ses fonctions nouvelles. Il faut donc appliquer un bon plastron de ouate maintenue avec un bandage de corps suffisamment serré et maintenu avec des bretelles et des sous-cuisses. Ce pansement sera laissé en place quelques jours pendant lesquels on s'occupera de soutenir et de calmer le cœur par les moyens classiques : repos absolu au lit, alimentation liquide, toniques du cœur, etc... tous moyens devant varier avec les différents cas.

La question de l'anesthésie a préoccupé les chirurgiens. La majorité s'est prononcée en faveur de l'anesthésie avec l'éther. Je ne vois aucune raison pour le préférer au chloroforme et j'en verrais peut-être une pour ne pas y avoir recours, celle d'affoler précisément le cœur, de l'exciter dans un moment où il faudrait surtout le tenir au calme. J'ai donc employé le chloroforme et m'en suis très bien trouvé ; je n'admets pas comme contre-indication absolue du chloroforme le mauvais état du myocarde ; tous les chirurgiens n'hésitent pas à y recourir pour opérer les vieux cardiaques ; et tous savent combien ils supportent, en général, très bien cet anesthésique. L'éther avec une circulation défectueuse peut facilement déterminer des poussées con-gestives aigues du côté des poumons. C'est la raison principale pour laquelle j'ai à peu près renoncé à cet anesthésique. Quant à l'anes-thésie locale, elle a été essayée une fois par Péterson ; mais l'opération n'a pu être terminée que sous anesthésie générale. Peut-être qu'au-jourd'hui avec les perfectionnements apportés par M. Reclus dans l'anesthésie locale avec la novocaïne-adrénaline, pourrait-on obtenir un bon résultat. Une tentative dans cet ordre d'idées me paraîtrait rationnelle, surtout avec un myocarde très altéré.